DE

L'EMPLOI DE L'EAU OXYGÉNÉE

DANS

LES INFECTIONS URINAIRES

PAR

Le Dr H. R. HAGOPIAN

De la Faculté de Paris

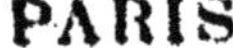

PARIS

G. STEINHEIL, ÉDITEUR

2, RUE CASIMIR-DELAVIGNE, 2

1900

DE

L'EMPLOI DE L'EAU OXYGÉNÉE

DANS

LES INFECTIONS URINAIRES

IMPRIMERIE A.-G. LEMALE HAVRE

DE

L'EMPLOI DE L'EAU OXYGÉNÉE

DANS

LES INFECTIONS URINAIRES

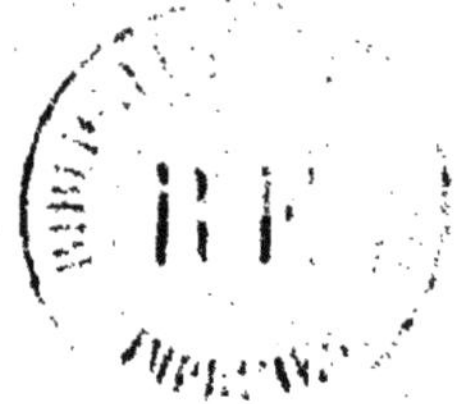

PAR

Le Dr H. R. HAGOPIAN

De la Faculté de Paris

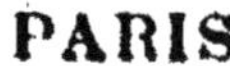

PARIS

G. STEINHEIL, ÉDITEUR

2, RUE CASIMIR-DELAVIGNE, 2

1900

DE

L'EMPLOI DE L'EAU OXYGÉNÉE

DANS

LES INFECTIONS URINAIRES

INTRODUCTION

Au début de cette année, au cours d'une discussion à la *Société de Chirurgie* (1) sur l'emploi de l'eau oxygénée, M. le professeur agrégé Albarran disait, en se basant sur de nombreux faits de gangrènes urinaires : « Depuis plus d'un an, nous employons de l'eau oxygénée à l'hôpital Necker, et les résultats sont des plus remarquables lorsque les gangrènes sont produites par des organismes strictement anaérobies ; l'eau oxygénée a aussi le grand avantage qu'elle n'offre pas les mêmes dangers que d'autres antiseptiques chez des malades porteurs de lésions rénales. »

Il nous a paru intéressant de faire quelques recherches sur les services que peut rendre l'eau oxygénée dans la thérapeutique des maladies des voies urinaires, et nous avons

(1) *Bull. et Mém. de la Soc. de Chir.*, séance du 14 janvier 1900, p. 90.

pu nous assurer que ces services sont nombreux, aussi bien dans les affections septiques des reins que dans celles de l'urèthre ou de la vessie. Et nous avons choisi ce sujet pour notre thèse, car il n'existe pas encore, croyons-nous, de travail d'ensemble sur cette question. Aujourd'hui l'usage de l'eau oxygénée s'est de plus en plus répandu en chirurgie générale ou spéciale, et en obstétrique ; des publications nombreuses, plusieurs thèses ont paru, recommandant son emploi et vantant ses avantages ; dans quelques-unes d'entre elles, nous avons trouvé des faits se rapportant aux affections des voies urinaires ; nous espérons donc rendre un léger service en recueillant l'ensemble de ces faits, et en y ajoutant quelques autres faits inédits.

Nous savons bien que c'est une œuvre très modeste, dont la rigueur scientifique n'est pas absolue, car elle aurait eu besoin d'un contrôle bactériologique et d'un complément d'expériences que notre incompétence ne nous a pas permis d'entreprendre ; et nous avons été obligé de nous contenter, à cet égard, des recherches d'autrui et des seuls renseignements fournis par la clinique.

Nous devons nos observations à l'extrême obligeance de M. Albarran, qui a bien voulu nous permettre de les publier, et qui nous a donné lui-même de précieuses indications ; à bien des reprises depuis le début de nos études, ce maître éminent nous a donné des marques d'intérêt et nous a aidé de ses conseils. Nous sommes heureux de pouvoir, aujourd'hui, lui témoigner notre profonde reconnaissance.

Nous voulons aussi adresser tous nos respectueux remerciements à M. le professeur Le Dentu, à M. le professeur

Pinard, à M. le Dr Merklen, auprès de qui nous avons eu le précieux avantage d'étudier la chirurgie, l'obstétrique, la médecine.

Nous conserverons toujours un précieux souvenir des leçons de ces excellents maîtres.

Enfin, nous avons encore eu le bonheur de passer deux années dans le service de M. le professeur Guyon, où nous avons pu entendre ses incomparables leçons. M. le professeur Guyon a bien voulu nous faire le très grand honneur de présider notre thèse : qu'il veuille bien trouver ici l'expression de notre respectueuse gratitude.

Ce travail est divisé en trois parties :

La première est un exposé historique sur l'emploi et les différents usages de l'eau oxygénée. Nous en avons puisé les éléments dans la thèse de Dezanneau et dans un article de Coyon, que nous avons complétés à l'aide de publications plus récentes.

Dans la seconde partie nous avons cherché à établir la valeur antiseptique de l'eau oxygénée, les indications et les règles à établir dans son emploi. Ces remarques sont générales, mais peuvent être appliquées aux voies urinaires.

Enfin, la troisième partie renferme nos observations et les résultats obtenus. Ces observations sont en petit nombre, car nous n'avons retenu que celles qui étaient complètes et précises ; elles sont groupées suivant que les reins et l'uretère, la vessie ou l'urèthre sont en cause.

CHAPITRE PREMIER

Historique.

EMPLOI GÉNÉRAL DE L'EAU OXYGÉNÉE

L'eau oxygénée, ou bioxyde d'hydrogène (H^2O^2), a été découverte par Thénard en 1818, et resta longtemps un simple produit de laboratoire ; son pouvoir oxydant énergique lui valut d'être employée d'abord dans l'industrie : Thénard s'en servait déjà pour rendre aux vieux tableaux leurs teintes primitives (par oxydation des sels de plomb qui entrent dans la composition des couleurs). Puis l'eau oxygénée fut utilisée pour blanchir les tissus, la soie en particulier, les plumes, les crins, la corne, les os, etc. On connait aussi son action sur les cheveux, auxquels elle donne des nuances plus claires.

De 1860 à 1885, des expériences physiologiques sont faites, principalement par P. Bert, Regnard, puis Laborde et Quinquaud, dans le but d'établir l'action de l'eau oxygénée sur les fermentations et les réactions de ce liquide en présence des tissus ou des humeurs de l'organisme ; nous aurons l'occasion de revenir sur ces expériences, en étudiant la valeur antiseptique de l'eau oxygénée. Disons seulement que, grâce à elles, il fut démontré que l'eau oxygénée ne pouvait avoir d'action nuisible en thérapeutique humaine.

Une deuxième phase expérimentale s'étend de 1880 à nos jours, pendant laquelle l'action bactéricide de l'eau oxygénée est étudiée grâce aux travaux de Nocard et d'Arloing sur la bactérie du charbon, d'Altehöfer sur les microorganismes de l'eau, les bacilles typhique et du choléra, et surtout de Chamberland et Ferhnbach, qui reprennent et complètent les expériences précédentes. Ainsi s'affirment les propriétés antiseptiques énergiques de l'eau oxygénée, lesquelles lui permettent d'occuper un des meilleurs rangs parmi les liquides employés de nos jours, sublimé, acide phénique, permanganate de potasse, etc., mais il est utile d'ajouter, et nous y reviendrons, que ces propriétés s'exercent surtout à l'égard des anaérobies.

En même temps que les recherches de laboratoire, les essais en clinique ont démontré les heureux effets dûs à l'emploi de l'eau oxygénée.

Baldy le premier l'appliqua au lavage et au pansement des plaies à partir de 1880, après avoir remarqué qu'un peu d'eau oxygénée faisait disparaître instantanément l'odeur nauséabonde d'un seau plein d'eau putride. Il publia ses résultats en 1883 dans un mémoire sur « Les applications à la Chirurgie et à la Médecine de l'eau oxygénée préparée à l'état de pureté ». Après avoir guéri un certain nombre de petites plaies, des ulcères variqueux, le muguet des enfants, des phlegmons diffus, Baldy fit adopter par Péan l'eau oxygénée (1), et dans son service, pendant

(1) Les résultats sont consignés dans les thèses de LARRIVÉ et de BARBOLAIN. Paris, 1882-1883.

trois mois, tous les opérés furent ainsi pansés, toutes les plaies soumises aux lavages ou aux pulvérisations ; un seul malade succomba, et ce résultat est certainement remarquable pour une époque où la méthode antiseptique était loin d'avoir la rigueur qu'elle a acquis de nos jours.

Baldy souhaitait de voir le nouveau produit expérimenté, surtout dans les services hospitaliers; mais il n'en fut rien, et en dehors des recherches de de Sinéty (1) sur la blennorrhagie de la femme, qui datent de 1882, nous ne trouvons aucun travail important à signaler jusqu'à l'époque actuelle, je veux dire jusqu'en 1896. Il semble que ce soit surtout la communication de Championnière (2) à l'Académie de médecine qui ait fait comprendre aux chirurgiens toute la valeur antiseptique de l'eau oxygénée, et les ait décidés à étendre ses usages. Championnière considérait ce liquide comme le seul antiseptique capable d'arrêter régulièrement les phénomènes de la putréfaction et de la suppuration septique, en réussissant là où les autres antiseptiques échouaient. D'autre part, la notion établie par Nocard (3), par Roux, vulgarisée par le professeur Terrier, que l'eau oxygénée agit surtout sur les microbes anaérobies, a en quelque sorte réglé l'emploi de l'eau oxygénée. Et aujourd'hui nous la voyons utilisée dans la plupart des branches de la chirurgie, en obstétrique et gynécologie, dans le traitement des affections cutanées, etc.

C'est ce que nous allons essayer de montrer. Nous

(1) *Annales de Gynécologie*, 1882.
(2) Séance du 6 décembre 1898.
(3) *Académie de médecine*, 1883.

dirons ensuite quelques mots de ses applications comme agent hémostatique et comme médicament.

En chirurgie générale, l'eau oxygénée est surtout employée en lavages et pansements humides, pour les *plaies ulcéreuses et gangréneuses ;* elle en fait disparaître la fétidité avec une rapidité remarquable et, à ce titre, est conseillée par tous les chirurgiens qui se sont occupés de la question dans le traitement des ulcères fétides, variqueux surtout, des cancers ulcérés (langue, rectum, sein, utérus, etc.), des gangrènes (Ferrand) (1), gangrène symétrique des extrémités.

Dans cet ordre d'idées, outre les suppurations ordinaires, il faut signaler les *panaris*, les *phlegmons circonscrits* et *diffus* (Thiriar) (2), et surtout les *phlegmons septiques gangréneux* ou *érysipèle bronzé*. Pour ces derniers, dont la gravité est connue, l'eau oxygénée en lavages, pansements ou injections sous-cutanées a donné d'heureux résultats entre les mains de Thiriar (deux plaies par écrasement), Terrier (3) (phlegmon lombaire suite d'appendicite), Michaux (4) (amputation pour plaie par écrasement), Dubujadoux (5) (phlegmon suite de plaie), Pluyette (6) (plaie par coup de feu).

Thiriar relate encore un cas de pustule maligne de la face, quelques cas d'érysipèle, guéris par les pansements

(1) FERRAND. *Acad. de médecine*, séance du 6 décembre 1898.

(2) THIRIAR. *Académie royale de médecine de Belgique*, séance du 25 novembre 1899, in *Gaz. hebd.*, p. 1171.

(3) TERRIER. *Bull. et Mém. Soc. Chir.*, 1900, p. 91.

(4) MICHAUX. *Bull. et Mém. Soc. Chir.*, 1900, p. 297.

(5) DUBUJADOUX. *Bull. et Mém. Soc. Chir.*, 1900, p. 91.

(6) PLUYETTE. *Bull. et Mém. Soc. Chir.*, 1900, p. 292

et les injections périphériques d'eau oxygénée, et rappelle combien cet antiseptique est indiqué pour combattre, dans la plaie des tétaniques, le bacille de Nicolaïer anaérobie. Nous savons que c'est aussi la pratique de Quénu, depuis plusieurs années.

Les affections du tube digestif offrent de nombreuses indications touchant l'emploi de l'eau oxygénée, à cause de leur septicité et des phénomènes putrides qu'elles occasionnent d'habitude. Contre la *carie dentaire*, les *abcès intra-buccaux*, la *périostite alvéolo-dentaire*, cet antiseptique fait merveille ; il a été particulièrement recommandé contre la *maladie de Fauchard* par Atkinson et Harlan en Amérique, par Dubois (1) et Touchard (2) en France. Ce dernier, depuis des expériences personnelles, est arrivé à ne plus employer en chirurgie dentaire que cet agent, *de beaucoup supérieur aux autres*. Il ne craint pas son action nocive sur l'émail dentaire, qui ne commence à s'observer qu'au dixième jour, quand la dent a été plongée dans un bain d'eau oxygénée. Camoin (3) va plus loin encore et a conservé intactes des dents saines et cariées dans l'eau oxygénée à 10 volumes, pendant quatre-vingt-dix jours.

Nous n'avons trouvé dans la littérature médicale aucun fait se rapportant aux maladies de l'œsophage, de l'estomac, de l'intestin grêle ; nous pensons, cependant, que les chirurgiens auraient avantage à s'en servir dans cer-

(1) Dubois. *Traité des affections dentaires*. Paris, 1894.
(2) Touchard. La maladie de Fauchard et son traitement. *Gaz. des Hôpitaux*, 1895, p. 1169.
(3) Camoin. *Semaine médicale*, 1898, annexes, p. 150.

taines interventions pour nettoyer la muqueuse intestinale mise à nu (hernies gangrenées, résections de l'intestin, etc.).

Les *abcès appendiculaires* sont aisément désinfectés par cet antiseptique, témoin les exemples cités par Terrier, Jalaguier, Brun (1). Enfin dans la chirurgie du rectum, il n'y a pas, au dire de Quénu (2), d'antiseptique qui puisse être comparé à l'eau oxygénée. Nous reviendrons, d'ailleurs, sur ce point et nous dirons seulement ici que Quénu lave le rectum à l'eau oxygénée, soit par des lavements, soit par des injections dans l'anus iliaque préalablement créé, et qu'il s'en sert au cours de ses opérations ou lorsqu'une complication septique apparait après la résection du rectum.

L'appareil respiratoire nous arrêtera moins. L'eau oxygénée a été employée contre le *coryza purulent* à streptocoques (Roger) (3); nous ne savons si elle a servi au lavage de la plèvre, mais nous croyons qu'elle rendrait des services dans les pleurésies putrides. Par contre, il faut s'en abstenir en chirurgie pulmonaire, à cause du dégagement gazeux considérable qu'elle détermine. Aussi dans la gangrène pulmonaire, Tuffier (4) lui préfère-t-il les courants d'oxygène gazeux, dirigés dans la plaie.

Les essais dans la thérapeutique des affections génitales de la femme ont été nombreux, et comptent parmi les plus anciens. Nous avons déjà parlé du travail de de Sinéty sur les *affections blennorrhagiques* de la femme et nous aurons l'occasion d'y revenir. Ici nous voulons surtout mentionner

(1) Brun. *Bull. et Mém. Soc. de Chir.*, 1900, p. 92.
(2) Quénu. *Bull. et Mém. Soc. de Chir.*, 1898, p. 190 ; 1900, p. 93, 296.
(3) Roger. *Semaine médicale*, 1899, p. 184.
(4) Tuffier. *Bull et Mém. Soc. Chir.*, 1900, p. 94.

les *septicémies puerpérales* et les *rétentions placentaires infectées;* les injections intra-utérines d'eau oxygénée à 10 ou 12 volumes, seules ou combinées au curage de l'utérus, ont donné les meilleurs résultats à Boissard qui les a publiés dans la thèse de Dezanneau (1), et à Thiriar (2). Ce dernier emploie encore l'eau oxygénée dans les *vaginites*, les *endométrites chroniques*, comme autrefois de Sinéty. Championnière s'en sert pour la désinfection du vagin et de l'utérus, avant les interventions sur ce dernier organe.

L'eau oxygénée a de nombreux partisans en *chirurgie oculaire* et en *otologie*. Vacher (3) après Ferrara (4) a montré ses avantages, avant les opérations sur l'œil, dans les blépharites, les conjonctivites suppurées, les ulcères et les plaies de la cornée; avec elle, il lave le globe oculaire, frictionne la face interne des paupières; il l'injecte dans le sac lacrymal suppuré, dans la chambre antérieure contre l'hypopyon, l'iritis, etc. Bettmann (5) a ainsi guéri quatre cas de dacryocystite rebelle, et obtenu de bons résultats dans trente cas d'otite moyenne suppurée. Dans le service de Lermoyez, l'eau oxygénée a été aussi employée, et Gellé, au *Congrès d'Otologie* de 1896, publia les heureux résultats y obtenus.

Enfin il n'est pas jusqu'aux maladies de peau qui n'aient été traitées par cet antiseptique, et Luton (6) de Reims a

(1) DEZANNEAU. *De l'emploi en chirurgie et surtout en obstétrique de l'eau oxygénée.* Thèse de Paris, 1899.

(2) THIRIAR. *Loc. cit.*

(3) VACHER. *Revue gén. d'ophtalmologie*, 1897, p. 275.

(4) FERRARA. *Gaz. digli osp. et clin.*, septembre 1896.

(5) BETTMANN. *Peroxyd of hydrogen as a medicinal agent.* Chicago, 1895.

(6) LUTON. *Semaine médic.*, 1897, annexes, p. 210.

publié une observation de psoriasis guérie par des lavages et des injections sous-cutanées de sérum oxygéné. Telles sont les principales applications de l'eau oxygénée comme agent antiseptique.

Comme hémostatique, elle a aussi donné d'heureux résultats, et nous aurons à envisager cette propriété pour le traitement des hémorrhagies uréthrales. Petit et Bonnet (1) préconisèrent son emploi contre les métrorrhagies ; ils introduisaient dans la cavité utérine un tampon imbibé du liquide, ce qui n'amène d'ailleurs aucune douleur. Dans la thèse de Dezanneau nous trouvons quelques observations d'hémorrhagies de la délivrance enrayées par l'eau oxygénée. Gellé (2) la recommande contre les épistaxis de toute nature, dans les interventions sur les fosses nasales, sur les cavités de l'oreille ; l'acte opératoire est singulièrement facilité, car au lieu de sang il ne s'écoule qu'une sérosité blanchâtre, nullement gênante. Pour Gellé, ce pouvoir hémostatique est supérieur à celui des hémostatiques usuels, perchlorure de fer, antipyrine, eau de Rohl, eau de Beaufort, etc.

Faut-il encore dire que Damaschino se servait de l'eau oxygénée contre le muguet et la diphtérie ? Dans ces derniers temps Rigler (3) (de Jassy) a repris ce procédé thérapeutique dans la diphtérie, en y combinant l'emploi de l'acide iodique.

Nous aurons terminé quand nous aurons dit que l'eau oxygénée a encore été utilisée comme médicament interne dans la chlorose, la tuberculose (Laboulbène), mais surtout

(1) Petit et Bonnet. *Soc. d'Obstétr. et de Gynécol.*, 1896.
(2) Gellé. *Congrès d'Otologie*, 1896.
(3) Rigler. *Sem. méd.*, 1899, p. 406.

et avec avantages contre les vomissements incoercibles de la grossesse et de la tuberculose. Gallois et Bonnel (1) ont recommandé les doses suivantes : une cuillerée à soupe pour un litre d'eau, par vingt-quatre heures. Auparavant, Briend (2) dans sa thèse avait publié cinq observations concluantes.

Cet exposé, un peu long peut-être, nous montre combien variés et nombreux sont les usages de l'eau oxygénée. D'après le peu que nous avons dit, les résultats doivent être regardés comme très bons, parce que la valeur antiseptique de cet agent est très réelle. Il nous faut maintenant le prouver, et indiquer la technique à suivre, les règles à observer, si l'on veut éviter tout accident et obtenir tous les bienfaits de l'eau oxygénée.

(1) GALLOIS et BONNEL. *Société de thérapeutique*, séance du 8 mars 1898.
(2) BRIEND. *Sur les vomissements de la grossesse et leur traitement par l'eau oxygénée.* Th. Paris, 1896-97.

CHAPITRE II

Valeur antiseptique et mode d'emploi de l'eau oxygénée.

Notre intention n'est pas d'étudier ici les caractères physiques bien connus de l'eau oxygénée, ses propriétés chimiques dont on trouve la description dans tous les traités de chimie en même temps que ses divers modes de préparation. Nous voulons seulement résumer les travaux qui ont été publiés sur l'action physiologique et le pouvoir bactéricide de l'eau oxygénée, car nous savons qu'on lui a reproché, à tort d'ailleurs, d'être caustique et de produire des eschares (Reynier) (1) ou de n'avoir aucune valeur comme antiseptique (Charpentier) (2). Il nous faut donc justifier l'emploi de ce liquide que nous préconisons.

1° **Expériences de laboratoire**. — Les expériences méthodiques et concluantes ne commencent qu'en 1876 avec Kingzett (3), qui montre l'action de l'eau oxygénée sur la fermentation; elle empêche quelque temps le lait de surir, la pâte de farine de pourrir, la bière, le moût de raisin de fermenter.

Deux ans plus tard une expérience très importante pour

(1) REYNIER. *Bull. et mém. Soc. chir.*, 1900, p. 296.
(2) CHARPENTIER. *Acad. de méd.*, séance du 6 décembre 1898.
(3) KINGZETT. Communic. to the *British Assoc. meeting*, 1876.

nous est faite par Guttmann (1) qui pendant neuf mois empêche 10 centimètres cubes d'urine de fermenter, par l'addition de 1 centim. cube d'eau oxygénée à 10 volumes; et cette urine était conservée à l'air libre. Guttmann fait remarquer que l'urine était acide, l'eau oxygénée aussi, et il considère à juste titre que cette acidité est pour quelque chose dans la durée remarquable de conservation de cette urine.

P. Bert et Regnard (2) confirment et étendent ces expériences : l'eau oxygénée empêche la putréfaction du lait, du blanc d'œuf, de l'urée, de l'amidon, etc.; en sa présence les levures de bière et de vin cessent de produire de l'acide carbonique et de l'alcool. Par contre, elle n'agit pas sur les ferment solubles, ni, bien entendu, sur les substances qui la décomposent, parmi lesquelles il faut citer le sang défibriné, la fibrine et les substances collagènes ; les liquides de l'organisme sont sans action sur elle, sauf peut-être le liquide pleurétique quand il renferme beaucoup de fibrine.

Nocard et Mollereau (3) les premiers ont recherché l'influence de l'eau oxygénée sur les bactéries, et spécialement sur la bactérie charbonneuse, qui est tuée au bout de quatre heures ; injecté à un cobaye, le liquide obtenu non seulement ne le tue pas, mais lui confère l'immunité.

Plus tard Altehöfer (4) constata que l'eau oxygénée à 10 volumes, dans la proportion de 1 p. 1000, détruit en vingt-quatre heures les microbes ordinaires de l'eau, ceux

(1) GUTTMANN. *Virchow's Archiv*, mai 1878.
(2) P. BERT et REGNARD *Comptes rendus de l'Acad. des Sc.*, mai 1882.
(3) NOCARD et MOLLEREAU. *Comptes rendus de l'Acad. de méd.*, 2 janvier 1883.
(4) ALTEHOFER. *Centralbl. für Bacteriol.*, juillet 1890.

de l'eau d'égout, y compris les bacilles de la fièvre typhoïde et du choléra. Ces recherches sont poursuivies, mais avec peu de précision dans les renseignements, par Pane (1) sur le staphylococcus aureus et la bactérie du charbon, et sur leurs spores. Ce que nous voulons surtout retenir de ce travail, c'est le fait que le pouvoir germicide augmente avec la température. En effet, à proportions égales, l'eau oxygénée met quatre heures à 6° pour tuer les spores du charbon, et seulement quarante à cinquante minutes à la température de 32° ; comparativement le sublimé en solution à 1 p. 20.000 demande deux heures et demie dans le premier cas, cinquante minutes dans le second pour donner le même résultat. Ceci nous prouve que pour le charbon l'eau oxygénée n'est pas un antiseptique très énergique. Des résultats analogues sont obtenus par Pane avec le staphylococcus aureus, le bacille typhique, celui du choléra.

Il nous reste à citer la publication la plus importante, de Chamberland et Ferhnbach (2). Ils démontrent que l'eau oxygénée agit très vite sur les organismes sans spores, tels que le bacille typhique et la levure de bière. Fait très important en pratique, ils sont tués en une minute par l'eau acide et en cinq minutes par l'eau neutre. Les spores du charbon sont détruites en quinze minutes par l'eau acide, en trente minutes par l'eau neutre. De même que Pane, ils constatent que la température augmente le pouvoir bactéricide : les germes du bacillus subtilis résistent

(1) PANE. *Annali dell' Instituto d'Igien speriment. dell' Univers. di Roma*, vol. II, série II, 1890.

(2) CHAMBERLAND et FERNBACH. *Annales de l'Institut Pasteur*, 1893, t. VII, p. 111.

plusieurs heures à 15° ; à 50° il suffit de trente à quarante-cinq minutes pour les tuer. Enfin, les germes secs sont bien plus résistants que les germes humides.

De l'ensemble de ces recherches, nous retiendrons surtout que l'eau oxygénée est plus active, acide que neutre; son pouvoir augmente avec la température; elle n'agit pas exclusivement sur les microbes anaérobies, mais aussi, quoique moins rapidement, sur les aérobies (charbon, subtilis, etc.).

2° **Expérimentation clinique.** — En clinique les expériences sont moins précises, mais non moins concluantes. Dans le chapitre précédent nous avons montré combien sont étendus les usages de l'eau oxygénée, et ce fait seul est probant en sa faveur. Tout le monde s'accorde aujourd'hui à reconnaître son action, surtout sur les suppurations fétides. Ici nous voudrions surtout la comparer aux autres antiseptiques usuels.

Championnière dans sa communication à l'Académie en 1898, disait que dans certains cas de suppuration grave « le sublimé est sans valeur aucune; l'acide phénique même en solution concentrée, n'agit que fort lentement et dans beaucoup de cas la suppuration continue; le permanganate de potasse s'est montré quelquefois efficace; avec le chlorure de zinc, on n'a pas la régularité et la simplicité d'action que l'on est en droit d'attendre des moyens chirurgicaux employés aujourd'hui. » Et entre ses mains, l'eau oxygénée, essayée après insuccès des antiseptiques précités, a fait merveille; dès les premiers lavages la suppuration s'atténuait, la température tombait, il y avait même disparition de l'empoisonnement septique. Il est certain que dans cette action de l'eau oxygénée, à côté du pouvoir antiseptique, il faut envisager son action mécanique, comme Championnière le faisait remarquer. Le dégagement gazeux énorme, traduit par cette espèce de mousse qui sort de la plaie après le lavage, a pour effet de porter le liquide dans les moindres recoins d'une plaie anfractueuse; il y a, suivant l'expression de Championnière, une sorte « d'imprégnation des tissus toute particulière ».

Quénu (1), sur le rectum cancéreux, a entrepris avec le concours de Claisse des expériences comparatives sur la valeur de l'eau bouillie, l'eau boriquée, le permanganate de potasse et l'eau oxygénée. La toxicité du sublimé n'en a pas permis l'essai. Pour cela le rectum était lavé abondamment, et à la fin du lavage un peu de liquide était recueilli et ensemencé. Avec l'eau bouillie Quénu obtient des cultures abondantes ; avec l'eau boriquée, la culture fut assez abondante dès le lendemain; avec le permanganate à 1 p. 1000, la culture fut retardée ; il y avait au fond des tubes un dépôt de bacilles vivants, mais se développant mal ; il faut ajouter que l'intestin était irrité par ce lavage. Enfin avec l'eau oxygénée à 12 volumes, diluée à demi, il ne s'est jamais développé de culture, de quelque manière que ce fût ; et l'examen direct n'a jamais permis de constater que des bacilles morts, incapables de se cultiver. Aussi Quénu concluait-il que « l'eau oxygénée est le désinfectant par excellence du rectum ».

Des expériences aussi précises n'ont pas été entreprises

(1) QUÉNU. *Bull. et mém. Soc. chir.*, 1898, p. 191.

à la Clinique des voies urinaires ; d'ailleurs les antiseptiques ordinaires ne peuvent ici être employés à cause de leur toxicité ou de leurs propriétés irritantes. Nous n'avons donc à envisager que l'eau boriquée, le permanganate de potasse, en solution faible, et le nitrate d'argent. Pour les deux premiers agents, la réponse est faite par les expériences de Quénu que nous venons de rappeler. Quant au nitrate d'argent, nous avons demandé des renseignements à M. Albarran et aux internes de la clinique ; ils considèrent que l'eau oxygénée lui est très supérieure contre la majorité des suppurations, et surtout contre les plaies avec sphacèle, qui en quelques jours se détergent, perdent leur odeur et bourgeonnent ; chez des malades chez qui le nitrate d'argent avait échoué, l'eau oxygénée a fort bien réussi. Enfin elle n'a pas l'inconvénient du nitrate, de noircir les plaies, et est mieux supportée que lui par les malades. Nous pouvons ajouter un fait intéressant : on verra plus loin dans notre observation III que l'eau oxygénée n'a pas donné de résultat satisfaisant dans un cas de cystite ; il est vrai qu'ultérieurement les instillations de sublimé et de gaïacol n'ont rien donné non plus. Mais ce qui est important pour nous, c'est que l'examen bactériologique pratiqué avant et après les instillations d'eau oxygénée, a démontré que celle-ci avait amené une diminution très notable des anaérobies.

C'est, en effet, que l'eau oxygénée demande à être employée avec discernement ; sa véritable indication existe quand on a affaire à une suppuration ou strictement anaérobie, ou mixte. Comme le disait le professeur Terrier(1),

(1) TERRIER. *Bull. et Mém. de la Soc. de chir.*, 1900, p. 93.

on ne doit pas l'employer empiriquement, mais bien dans les cas où logiquement on est en droit d'attendre d'elle un résultat.

C'est pourquoi nous verrons, dans le prochain chapitre, qu'elle rencontre des indications fréquentes dans les suppurations des urinaires, et que son usage doit reposer sur des renseignements bactériologiques précis.

3° **Non-toxicité de l'eau oxygénée.** — Parmi les objections élevées contre l'emploi de l'eau oxygénée, la principale est sa toxicité. Nous passerons rapidement sur les objections de Charpentier (1), que l'eau oxygénée est instable, se conserve difficilement ; qu'elle constitue un bon milieu de culture pour le streptocoque. L'eau oxygénée du commerce à 10 ou 12 volumes est stable et, bien préparée, se conserve très longtemps à l'abri de la lumière et de la chaleur, surtout si elle est un peu acide. Quant à sa valeur antiseptique, nous l'avons assez prouvée ; mais nous devons nous demander si elle n'est pas toxique pour l'organisme, si elle n'a aucune action caustique, irritante ?

Déjà P. Bert et Regnard (2) affirmaient, en 1882, que l'eau oxygénée est toxique pour la cellule vivante ; qu'elle la mettait dans un état d'asphyxie ayant pour conséquence la désintégration des substances qui la baignent.

En Italie, Colasante (3) montrait que l'eau oxygénée, absorbée par les animaux, les intoxiquait suivant la dose et le poids de l'animal ; tous les appareils étaient touchés,

(1) CHARPENTIER. *Bull. de l'Acad. de Méd.*, séance du 6 décembre 1898.
(2) *Loc. cit.*
(3) COLASANTE. D'après COYON. *Presse médicale*, 1899, p. 53.

mais surtout le système nerveux central, et l'animal mourait avec des accidents convulsifs.

Laborde et Quinquaud (1), en 1885, vinrent infirmer ces faits, et démontrèrent que l'injection intraveineuse d'eau oxygénée pure à 10 volumes n'amenait aucun accident, même pas les embolies gazeuses que l'on aurait pu redouter. En poussant l'injection lentement, ils firent supporter à un chien de 15 kilog. une quantité d'eau oxygénée renfermant en volume 1,000 centim. c. d'oxygène.

Les effets produits sont surtout la transformation de l'hémoglobine en hématine, et très probablement la destruction des germes animés, s'il en existe dans le sang. D'ailleurs, après vingt-quatre heures tout effet a disparu. Au delà de certaines limites, l'eau injectée devient toxique et l'on observe, après, une tendance au sommeil, de l'engourdissement, le ralentissement du cœur et de la respiration, enfin la mort par asphyxie. Laborde conclut, de ses expériences, que même injectée dans le sang, l'eau oxygénée n'est pas toxique, sauf à doses excessives, ou si sa teneur en oxygène dépasse 10 volumes. Nous avons d'ailleurs vu qu'elle a été administrée à l'intérieur, sans accidents.

D'autre part, Ferrand, Reynier ont reproché à l'eau oxygénée d'être irritante et même caustique, de produire des eschares. Guéniot (2) avait obtenu une véritable digestion d'un fragment de cordon ombilical par l'eau oxygénée. La réponse est facile à faire avec le professeur Terrier et Bouchardat : l'eau oxygénée est fabriquée à l'aide d'acide

(1) LABORDE et QUINQUAUD. *Comptes rendus de la Soc. de Biologie*, 1885.
(2) GUÉNIOT. *Bull. de l'Acad. de Méd.*, 6 décembre 1890.

sulfurique ou d'acide chlorhydrique ; elle peut être livrée avec un excès d'acide, et dans ce cas devient caustique. Mais ce n'est pas l'eau oxygénée même qui doit être incriminée, et jamais Terrier, Michaux, Quénu, n'ont observé d'escharres causées par elle.

En un mot, rien ne vient s'opposer à l'usage de l'eau oxygénée en chirurgie. Nous allons indiquer les règles à suivre dans cet emploi.

4° **Mode d'emploi de l'eau oxygénée.** — D'après ce qui précède il ne faut se servir que d'une eau oxygénée neutre ou faiblement acide. Il est facile de s'assurer de sa réaction à l'aide d'un papier de tournesol. Il est vrai que, neutre, elle se conserve moins longtemps ; le fait est de peu d'importance pour un service d'hôpital où l'on en fait un usage quotidien. Il nous montre cependant que l'eau oxygénée vieille doit être proscrite. Si l'on voulait la conserver longtemps (pour un voyage, dans l'armée, etc.) il vaudrait mieux prendre une eau oxygénée un peu acide, et la neutraliser au moment de s'en servir avec un peu d'eau de baryte, ou de bicarbonate de chaux.

L'eau du commerce renferme 10 ou 12 volumes d'oxygène ; à ce titre on peut la considérer comme saturée. On peut cependant obtenir une eau à 20 volumes, et même dans la machine pneumatique on arrive à produire une eau renfermant, à 0° et à la pression 76, 676 fois son volume d'oxygène. Ce sont là des produits naturellement très instables et inutilisables en pratique.

Dans les hôpitaux, l'eau oxygénée livrée par la Pharmacie centrale, où nous avons été nous renseigner, est neutre, et renferme 10 volumes d'oxygène. C'est en particulier, l'eau dont on se sert à la Clinique de Necker.

L'eau oxygénée chaude est plus active, et dans la pratique il y a avantage à la faire chauffer avant de s'en servir. On peut la porter même à la température de 45° sans la décomposer ; elle a été ainsi employée contre les hémorrhagies de la délivrance par Boissard (in thèse Dezanneau).

Enfin l'eau oxygénée à 10 volumes est généralement employée pure ; on peut la diluer avec de l'eau stérilisée dans la proportion de 1/2 ou de 1/3 ; cette dilution, peut-être utile dans les lavages des organes creux, qu'on craindrait de trop distendre par le dégagement gazeux, n'est pas à recommander pour les plaies suppurantes.

On peut se servir de l'eau oxygénée en lavages, en pansements humides, et en injections sous-cutanées. Des deux premiers modes nous n'avons rien à dire ; les lavages des plaies ou des organes creux se font à l'aide d'une seringue ou d'un bock ; les pansements, en trempant des compresses stérilisées dans l'eau oxygénée pure, et en instituant avec elles un pansement humide ordinaire. Mais nous voulons insister un peu sur les injections sous-cutanées, car la question est de date assez récente. Déjà Thiriar avait préconisé les injections d'oxygène pur sous pression dans le tissu cellulaire environnant une pustule maligne de la face ; mais les injections d'eau oxygénée même ont été pratiquées cette année par Dubujadoux (1) et par Pluyette (2), le premier pour un phlegmon diffus grave, le second pour un érysipèle bronzé. Le premier malade reçut

(1) DUBUJADOUX. *Bull. et mém. de la Soc. de chir.*, 1900, p. 91.
(2) PLUYETTE. *Bull. et mém. de la Soc. de chir.*, 1900, p. 292.

8 centimètres cubes d'eau oxygénée en 16 piqûres à la limite de son phlegmon ; il se forma un bourrelet sonore, et dans les vingt-quatre heures les accidents s'atténuèrent, la température s'abaissa, la phlegmasie était arrêtée. Le malade de Pluyette était diabétique ; son phlegmon incisé et lavé à l'eau oxygénée et au sublimé, il reçut encore au delà de la zone inflammatoire, des injections d'eau oxygénée, de cinq à dix piqûres matin et soir, pendant sept jours. A partir du cinquième jour l'infection générale est enrayée, et la plaie se déterge. Huit jours plus tard, la plaie, qui a perdu toute odeur, est partout rosée par élimination des tissus sphacélés.

Ce dernier cas est surtout remarquable ; les guérisons des phlegmons gangréneux sont rares, surtout chez les diabétiques ; de plus, après quinze jours la plaie détergée se mettait à bourgeonner.

Cette pratique est donc avantageuse à imiter, et nous pensons qu'elle trouvera peut-être des applications dans le traitement des infiltrations d'urine graves, ayant dépassé les limites du périnée et envahissant la paroi abdominale, les cuisses, etc. Il y a de nombreux points de ressemblance alors avec les phlegmons diffus gazeux, et en particulier les microbes pathogènes sont dans les deux cas des anaérobies. En sorte que l'eau oxygénée ne peut trouver de meilleure indication.

Tel est l'emploi de l'eau oxygénée en chirurgie générale. Nous allons étudier son application à la chirurgie des voies urinaires.

CHAPITRE III

Emploi de l'eau oxygénée dans les affections septiques des voies urinaires.

OBSERVATIONS

L'eau oxygénée est fréquemment indiquée contre les suppurations des voies urinaires, parce que dans la majorité des cas, ces suppurations sont dues à des espèces microbiennes strictement anaérobies, ou à des associations d'aérobies et d'anaérobies.

Ces faits sont aujourd'hui bien démontrés. Déjà en 1891, le professeur Guyon et M. Albarran (1) soupçonnaient la la présence dans l'urine et dans l'exsudat d'une gangrène de la verge et du scrotum, de microbes anaérobies, à côté du coli-bacille qu'ils avaient constaté. Albarran et Banzet (2) étudiant le pus des abcès urineux trouvent quatre fois des microcoques qui ne cultivent sur aucun milieu ; Banzet (3) en publie d'autres exemples dans sa thèse ; et actuellement nous pouvons regarder ces variétés microbiennes comme étant des anaérobies. Enfin Albarran et Cottet (4) prouvent l'existence de ces anaérobies et leur

(1) Guyon et Albarran. *Congrès de chirurgie*, 1891.
(2) Albarran et Banzet. *Ann. gén.-urin.*, 1896.
(3) Banzet. Thèse de Paris, 1896.
(4) Albarran et Cottet. *Congrès d'urologie*, 1898. Cottet. Thèse de Paris, 1899.

rôle dans les affections urinaires, et ce dernier dans sa thèse publie ses recherches sur les suppurations péri-uréthrales.

Les observations de Cottet portent sur 15 cas : 4 d'entre eux, correspondant à du pus non fétide, non gangréneux, n'ont donné à l'examen bactériologique que des aérobies (streptocoque, staphylocoque, coli-bacille, gonocoque). Quatre autres cas, du pus très fétide, renfermaient des anaérobies seulement. Dans les sept derniers, il y avait à la fois des aérobies et des anaérobies, mais ces derniers prédominant. Aussi dans ses conclusions, Cottet confirme la loi établie par Veillon et Zuber, que les processus gangréneux et fétides sont attribuables aux microbes strictement anaérobies ; loi vérifiée d'ailleurs par Hallé pour les organes génitaux de la femme, par Rist pour les infections d'origine otique, et les pleurésies putrides, par Guillemot pour la gangrène pulmonaire.

Les espèces microbiennes strictement anaérobies trouvées par Cottet sont par ordre de fréquence : le micrococcus fœtidus, le bacillus fragilis, le bacillus funduliformis, le staphylococcus parvulus, le bacillus nebulosus ; puis, quatre autres espèces indéterminées.

Des faits du même ordre ont été retrouvés par Albarran et Cottet dans les autres infections urinaires (pyonéphroses, infection vésicale).

Nous pouvons en conclure que dans toutes les suppurations urinaires à microbes anaérobies, l'eau oxygénée mérite d'être employée, à cause de son action élective sur ces variétés microbiennes, et l'on sera en droit d'en attendre de bons résultats. Cette formule implique donc la nécessité de l'examen bactériologique du pus, des exsudats, de l'urine ; et l'on sait combien la recherche des anaérobies est lente et difficile, puisque l'examen direct est insuffisant et que les cultures demandent des soins minutieux, et un temps très long. Cette recherche est possible dans un milieu hospitalier, entre des mains exercées ; mais on pourrait nous objecter qu'elle n'est pas toujours possible à tout le monde. Nous ajouterons donc que dans toutes les infections urinaires fétides, dans tous les cas où existe du sphacèle, on peut être par avance certain qu'il existe des anaérobies justifiant l'emploi de l'eau oxygénée. Enfin, empiriquement l'eau oxygénée peut encore être essayée puisqu'elle présente sur les autres antiseptiques les avantages incontestables que nous avons exposés, quitte à cesser son emploi et à la remplacer, si son effet ne paraît pas satisfaisant.

Nous regrettons de ne pouvoir publier, en même temps que nos observations, des examens bactériologiques précis ; sauf pour un cas, nous n'avons pu obtenir de renseignement certain à cet égard. Mais nous pensons que l'observation clinique de huit malades suffira pour montrer les bons résultats que donne le plus souvent l'eau oxygénée : deux d'entre eux sont des exemples d'infection rénale, l'un était atteint de cystite; les cinq autres, de suppurations péri-uréthrales.

Observation I. — *Phlegmon périnéphrétique.*

Le nommé G..., âgé de 42 ans, entre le 20 mai 1900 à la Clinique des voies urinaires, salle Velpeau, lit n° 9.

Il vient se faire soigner pour un phlegmon périnéphrétique gauche, dont le début remonte à un mois et demi environ. Assez brusquement il a été pris d'une douleur vive dans la région lombaire gauche, sans rémission aucune, exagérée par la pression ; en même temps un médecin constatait une élévation thermique à 38°,4, un peu moindre le matin.

Le traitement consista en application de sangsues sur la région lombaire, et en administration de salol à l'intérieur. Une amélioration très nette se produisit ; la température tomba, la douleur diminua.

Au bout de dix jours, c'est-à-dire au début du mois de mai, la douleur revient plus vive, exactement au même endroit ; la température atteint 39° ; le salol et des ventouses sèches déterminèrent encore une légère amélioration. Cinq jours plus tard la douleur et la température augmentent encore, et de nouveau l'application de six sangsues fait disparaître ces accidents au point que le malade se croit guéri. Mais depuis le milieu de mai, les symptômes qui sont revenus, ne font que croître sans pouvoir être calmés. L'état général est touché, le malade mange mal et a beaucoup maigri.

Il a un passé urinaire complexe, mais intéressant.

De 1878 à 1889, il a eu quatre blennorrhagies ; la dernière a passé à l'état chronique, tandis que les précédentes n'avaient duré qu'un mois. Il fait un abcès du périnée, qui est incisé ; l'époque ne peut être précisée. Puis c'est, en 1892, un phlegmon périnéphrétique du côté droit, à début brusque, qui est ouvert à l'hôpital de Toulon et qui met cinquante jours à guérir.

Enfin et tout récemment, quelques jours seulement avant le début de la maladie actuelle, le malade a présenté des signes très nets de cystite, douleurs terminales de la miction, fréquence, (tous les quarts d'heure), pyurie et parfois même légère hématurie terminale.

En une huitaine de jours ces phénomènes s'amendent par la térébenthine et les tisanes. De sorte que, au commencement de mai, pendant que les symptômes dans la région lombaire s'accentuaient, les troubles vésicaux disparaissaient, en particulier la pyurie et la douleur ; on n'a pas noté à aucun moment une débâcle purulente ni une forte hématurie.

Dans la pathogénie de ces divers accidents, il faut sans doute tenir compte de ce fait que le malade se dilatait lui-même l'urèthre, depuis l'année 1893, environ une fois par mois, et sans soins de propreté speciale.

A son entrée à la Clinique, il n'est guère possible de faire le diagnostic. La région lombaire gauche est douloureuse à la pression, un peu œdémateuse; mais le rein gauche est senti, gros, douloureux ; sa partie antérieure offre l'aspect d'une plaque indurée. Le rein droit est gros et abaissé. Le reste des voies urinaires ne présente rien de particulier, sauf l'urèthre, qui porte des rétrécissements admettant le n° 14. Les urines, troubles, alcalines, déposent un peu ; l'examen microscopique y décèle quelques leucocytes, quelques hématies, de nombreuses bactéries (sans spécification). La température varie de 38°,2 à 38°,8. — Le malade est tenu en observation.

Le 5 juin, polyurie de 3 litres environ. Le rein gauche semble moins gros ; mais il ballotte mal, et paraît fixé ; il déborde les côtes d'un large travers de doigt. A l'auscultation on entend quelques frottements pleuraux. La température est toujours aussi élevée.

Opération. — Le 7, M. Albarran ouvre l'abcès par incision lombaire ; la paroi est très infiltrée ; le foyer renferme beaucoup de pus, et le rein était refoulé par lui en avant et en haut. Le pus est crémeux, bien lié. Lavage à l'eau oxygénée. Drainage.

Dès le lendemain, la température est à 37°,4. Chaque jour on fait dans la poche un lavage à l'eau oxygénée, et, dès le 13 juin, l'abcès ne donne plus de pus ; en aucun point de la plaie il n'y a eu de sphacèle. Actuellement (20 juin), elle bourgeonne et se cicatrise régulièrement. On peut affirmer une guérison plus rapide que pour l'ancien phlegmon qui mit près de deux mois à se fermer.

Ce cas nous paraît remarquable en ce que la suppuration s'est tarie en six jours seulement, et que la plaie n'a cessé depuis de présenter un bel aspect et de bourgeonner; il n'y a pas eu de sphacèle, et le pus n'a pas eu d'odeur.

Observation II. — *Pyélo-néphrite calculeuse.*

Le nommé F..., âgé de 30 ans, entre le 6 mars 1900, salle Velpeau, lit n° 1, pour des douleurs dans le flanc droit et des symptômes de cystite. Les premières atteintes de sa maladie remontent à une vingtaine d'années.

En effet, à l'âge de dix ans le malade a eu dans le flanc droit des douleurs qui duraient une demi-journée chaque fois, deux ou trois fois par semaine, parfois des semaines entières (dix-sept jours de suite en 1880). Ces douleurs, en coliques, siégaient dans l'hypochondre droit plutôt qu'au flanc, et ne s'accompagnaient d'aucun phénomène spécial; mais le moindre excès d'alcool ou de travail les augmentait.

Jusqu'à l'âge de 19 ans, les coliques deviennent plus fréquentes, et plus longues, en même temps que plus intenses.

A 19 ans, première hématurie, qui dure une journée, et apparait avec une crise de colique. L'hémorrhagie s'est reproduite trois ou quatre fois en deux ans. Et au bout de un ou deux jours ces pissements de sang s'arrêtaient, les urines redevenaient claires, comme précédemment.

Au service militaire, à Tunis, le malade se fatiguait beaucoup ; il a eu des coliques presque continuelles, qu'il attribue à la fatigue et à la chaleur. Les hématuries sont cependant rares, puisqu'elles n'ont apparu qu'une ou deux fois pendant les trois ans de service.

En août 1898, le malade est atteint d'une blennorrhagie qui parait assez incertaine : elle se serait déclarée vingt-un jours après le coït, et le malade n'aurait vraiment présenté d'écoulement qu'après s'être fait donner des injections, sur le conseil d'un pharmacien ; il prétend que comme symptôme de cette blennorrhagie, il avait une goutte de pus au début de la miction et des envies fréquentes d'uriner ; il prend du santal et dès lors, ses urines deviennent troubles. L'écoulement uréthral continue jusqu'en octobre 1899.

En août 1899, pour la première fois le malade voit dans son urine des calculs et du sable blanc grisâtre, s'écrasant facilement sous le doigt; c'est à la suite d'une forte colique qu'il rend ces calculs avec un mélange de sang et de pus. Quelques semaines après, nouvelle débâcle calculeuse.

En septembre 1899, il entre à l'hôpital Ricord où on le soigne pour cystite blennorrhagique ; après deux mois, il y a peu d'amélioration.

En décembre 1899, il passe en chirurgie à l'hôpital Cochin où on le soigne pour pyélo-néphrite calculeuse phosphatique. Le malade refuse l'opération et quitte le service. Il se décide à venir se faire traiter à l'hôpital Necker.

État actuel. — Les mictions sont fréquentes, toutes les heures nuit et jour, impérieuses et douloureuses, surtout à la fin de la miction. Les urines sont franchement purulentes; et laissent un dépôt épais au fond du verre.

Examen du malade : l'urèthre, normal, admet une bougie n° 24, une sonde n° 19. La vessie est peu contractile, d'une capacité de 280 centim. cubes.

Le rein droit, aisément perceptible au palper, est assez gros mais peu douloureux. Le rein gauche est sain ainsi que la prostate.

11 mars. Débridement du méat en vue de l'examen de la vessie au cystoscope, qui est remis.

Opération le 14, par M. Albarran.

Par une incision lombaire, il arrive à ouvrir trois poches purulentes qui se vidaient imparfaitement par le bassinet, et y trouve trois calculs oxaliques.

Lavage abondant à l'eau oxygénée, qui déterge admirablement le foyer suppuré; deux drains sont placés, et la plaie est laissée ouverte. Sonde à demeure dans l'urèthre.

Les jours suivants, l'état général s'améliore, l'appétit revient, il n'y a pas de fièvre.

Chaque jour, la plaie est pansée et lavée à l'eau oxygénée ; la plaie est propre : il en sort très peu de pus, dès les premiers jours d'avril ; mais, par contre, beaucoup d'urine.

Le 10 avril, une tentative de cathétérisme de l'uretère droit échoue.

Les 15 et 16, la température s'élève à 39°,7 ; un lavage minutieux à l'eau oxygénée suffit pour la faire descendre à la normale.

Le 20, la plaie ne donnant plus de pus, on remplace les lavages à l'eau oxygénée par des lavages au nitrate d'argent.

En mai, rien à signaler sauf quelques élévations thermiques et une tentative de cathétérisme urétéral ; la plaie s'est fistulisée et le trajet conduit dans une poche rénale, que l'on vide par pression ; cette poche renferme de l'urine et très peu de pus. Cette urine, examinée le 11 juin, donne un dépôt abondant, où l'on trouve beaucoup de leucocytes, des cellules épithéliales, quelques hématies. On reprend les lavages à l'eau oxygénée. Actuellement, il sort moins d'urine et très peu de pus au moment du lavage. Le malade va très bien.

Dans ce cas, au dire de tous ceux qui ont vu le malade après son opération, l'eau oxygénée a fait merveille ; la plaie se détergeait bien, et en quinze jours a cessé de suppurer, ce qui a permis d'employer alors le nitrate d'argent. Notons encore qu'un lavage à l'eau oxygénée a suffi pour faire tomber une petite élévation thermique.

Observation III. — *Cystite.*

Le nommé M..., âgé de 44 ans, entre le 28 mai 1900, salle Velpeau, lit n° 19, pour une cystite dont la nature reste incertaine, et dont le début remonte à environ treize ans.

Le malade a eu, il y a vingt-trois ans, une blennorrhagie compliquée d'orchite droite et d'une hématurie totale, ayant duré de quatre à cinq jours. Depuis cette époque les mictions étaient un peu fréquentes (toutes les deux heures) et douloureuses, mais les urines étaient claires.

En 1887, sans aucune cause, sans cathétérisme, les urines devinrent purulentes. En même temps la fréquence des mictions augmenta (toutes les heures et demie, la nuit et le jour), ainsi que la douleur.

Ces troubles persistent et augmentent même un peu, mais sont tolérés par le malade jusqu'en 1896, où survient une hématurie totale, abondante, avec caillots, qui dure pendant trois mois et se reproduit à toutes les mictions ; pendant quinze jours, l'abondance est extrême.

Le malade entre alors à l'hôpital Ricord, où on lui fait des instillations, puis des lavages au nitrate d'argent, puis au sublimé.

Le malade cesse de se faire soigner au bout de quatre mois, les mictions étant moins fréquentes (toutes les 3 h.), non douloureuses et les urines plus claires quoique légèrement purulentes encore.

De 1896 à 1899, cette amélioration persiste, mais il y a un an, les urines deviennent de nouveau très purulentes, les mictions ont lieu toutes les heures et demie et sont douloureuses.

Cependant le malade peut supporter ces troubles jusqu'au mois de mars dernier. Sous l'influence du froid, dit-il, en trois jours les symptômes prennent une acuité extrême, et les hématuries reparaissent. Fréquence des mictions, toutes les cinq minutes, la nuit surtout, douleurs vives surtout au début et à la fin ; urines très purulentes, avec dépôt considérable ; hématuries terminales, de sang assez épais et noir.

Il se décide enfin à venir consulter à la Terrasse, le 1er mai 1900 ; après examen bactériologique du pus, on se décide aux instillation d'eau oxygénée ; celles-ci sont faites tous les deux jours, avec la seringue Guyon, et le nombre total a été de neuf. Elles sont bien supportées par le malade, qui n'éprouve qu'une sensation de cuisson, mais pas de douleur réelle ; il connait les instillations de nitrate d'argent, et trouve l'eau oxygénée beaucoup moins douloureuse.

Ce traitement à l'eau oxygénée ne donne pas une amélioration bien marquée ; les urines sont toujours purulentes. Un nouvel examen bactériologique montre une diminution très notable des microbes anaérobies précédemment trouvés.

Le malade entre donc dans le service, le 28 mai, pour être suivi de près. L'examen révèle une capacité vésicale de 90 centim. cubes et une vive sensibilité de la région du bas-fond. Au toucher la prostate est grosse et douloureuse. Rien à signaler ailleurs.

Un nouvel examen microscopique de l'urine signale la présence de beaucoup d'hématies, peu de leucocytes, enfin de nombreux microcoques, diplocoques et bactéries.

Le traitement essayé consiste en instillations de gaïacol et de sublimé alternativement ; actuellement (20 juin) il n'y a pas d'amélioration.

Chez ce dernier malade, l'eau oxygénée n'a pas donné de résultat heureux, cliniquement appréciable ; mais il faut ajouter que les autres antiseptiques employés jusqu'à aujourd'hui n'ont rien donné non plus. Ce que nous voulons surtout retenir, c'est qu'après les instillations d'eau oxygénée, l'examen bactériologique a démontré une diminution très notable des anaérobies ; un certain résultat a donc été obtenu.

A ce sujet, nous devons nous demander si les lavages de la vessie à l'eau oxygénée ne méritent pas d'être institués dans des cas de cystite étendue ou rebelle. Nous devons répondre par la négative ; ces grands lavages, comparables aux lavages au permanganate de potasse, ont été essayés dans quelques cas par le professeur Guyon et M. Albarran, mais ont dû être abandonnés ; le dégagement gazeux détermine une distension trop brusque de la vessie, d'où une sensation pénible et même douloureuse pour les malades. Notons par contre que les instillations chez notre malade n'ont produit qu'une légère cuisson, bien moindre en tout cas que la brûlure causée par l'instillation de nitrate d'argent.

Observation IV. — *Abcès de la prostate. Fistule à l'anus.*

Le nommé B..., âgé de 43 ans, entre salle Velpeau, lit n° 5, le 8 avril 1900, pour des troubles de la miction, avec fièvre.

Il a eu deux blennorrhagies, la première il y a vingt ans, la deuxième il y a cinq ans; celle-ci est devenue chronique, et le malade a toujours eu depuis une goutte, avec quelques troubles de la miction, fréquence surtout diurne, et parfois douleur. Ces troubles se sont accentués le mois dernier, et un beau jour le malade a fait un grand accès fébrile, avec frisson initial, stade de chaleur (temp. de 40°) et stade de sueurs.

Depuis cet accès de fièvre urineuse, la température est restée aux environs de 38 et 39°.

Actuellement le malade souffre beaucoup au niveau du périnée, et la miction est atrocement douloureuse et difficile; les envies reviennent tous les quarts d'heure, ne donnant issue qu'à quelques gouttes d'urine. Au toucher on trouve une prostate volumineuse et douloureuse; on constate en même temps l'existence d'une fistule à l'anus.

Le 9 avril, incision de l'abcès par la voie périnéale; la fistule anale est en même temps débridée. Lavage abondant et pansement à l'eau oxygénée, qui sont ensuite répétés chaque jour jusqu'au 18 avril. L'abcès est entièrement guéri à ce moment, mais il reste une plaie périnéale due au débridement de la fistule et par où sortent des gaz et des matières. Malgré ce voisinage dangereux, le foyer prostatique n'a pas subi d'infection secondaire, mais s'est au contraire très vite détergé.

Le 2 mai, les gaz ne passent plus par la plaie, et, le 7 mai, le malade quitte le service, entièrement guéri.

Observation V. — *Abcès de la prostate.*

Le nommé L..., âgé de 48 ans, entre salle Velpeau, lit n° 15, le 11 mars 1900, pour un abcès de la prostate.

Il raconte qu'en février dernier, à la suite de grippe, il s'est formé successivement deux abcès qui se sont ouverts dans le rectum spontanément ; il a ainsi évacué dans ses garde-robes une grande quantité de pus. Depuis, il présente des troubles urinaires, envies fréquentes, impérieuses; miction peu abondante, douloureuse, et même cuisante; jet d'urine déformé et aminci. La nuit, le malade se lève quatre à cinq fois pour uriner.

Dans ses antécédents on relève une blennorrhagie, bien guérie, il y a vingt-sept ans.

Le méat, étroit, ne laisse passer que le n° 14, mais l'urèthre est normal ; capacité vésicale, 120 centim. cubes; urines un peu troubles. Au toucher, la prostate est volumineuse et douloureuse; le lobe droit est mou ; le lobe gauche est confondu avec une masse inflammatoire dure, qui s'étend autour de la vésicule séminale.

Opération, le 12 mars. — Une incision périnéale, prérectale conduit sur la prostate, mais on ne peut trouver de collection suppurée et l'on suppose qu'il y a eu ouverture antérieure dans le rectum, et évacuation complète. Lavage et pansement à l'eau oxygénée, continués les jours suivants.

Le 28, une sonde introduite dans l'urèthre pénètre dans un abcès qui se vide par le canal ; le pus est abondant.

Le 4 avril, on se décide à rechercher de nouveau l'abcès par le périnée, mais on ne peut l'atteindre ; il siège probablement très haut, entre la prostate et la vessie.

Le 5, l'urine passe par la plaie périnéale. On continue chaque jour les lavages à l'eau oxygénée qui maintiennent la plaie parfaitement propre.

Le 8, sonde à demeure.

Le 28, la plaie est cicatrisée et le malade, guéri, quitte le service.

De ces deux observations, la première est surtout intéressante par la coexistence d'une fistule anale, ce qui a entraîné pendant un certain temps le passage des matières dans la plaie, et cependant celle-ci n'a pas subi d'infection secondaire, mais s'est au contraire rapidement cicatrisée ; après quoi il a fallu attendre la guérison de la fistule, qui s'est effectuée dans le temps normal (un mois). Le second cas est moins probant, l'abcès n'ayant pu être évacué et drainé par l'extérieur.

Observation VI. — *Infiltration d'urine.*

Le nommé F..., âgé de 58 ans, entre salle Velpeau, lit n° 30, le 29 avril 1900, pour infiltration d'urine.

Ce malade est un rétréci ; il a eu quatre ou cinq blennorrhagies, il y a une trentaine d'années, et depuis vingt ans il a des symptômes de rétrécissement. L'an dernier, il a eu une crise de rétention aiguë ; les troubles n'ont fait que s'accroître. Avant-hier 27 avril, rétention complète ; les efforts les plus grands n'amènent l'évacuation que de quelques gouttes d'urine. Hier, la verge commence à s'œdématier ; à l'hôpital Lariboisière, on fait la ponction de la vessie et on l'envoie à Necker.

L'œdème de la verge s'est accru et est devenu considérable. Le scrotum est également infiltré. On peut passer une sonde qui donne issue à de l'urine légèrement sanglante.

Le 30 avril, le professeur Guyon décide de l'opérer. M. Alglave fait une incision longitudinale médiane du périnée depuis la racine de la verge. On découvre l'urèthre qui est sphacélé. Il s'écoule du liquide répandant une odeur infecte, mêlé à du sang provenant d'un hématome dû à une fausse route faite probablement, à Lariboisière, en sondant le malade. — Uréthrotomie externe. On lave abondamment la plaie à l'eau oxygénée et on applique un pansement humide à l'eau oxygénée On laisse la sonde à demeure.

Le soulagement est considérable, et la température s'abaisse. On est obligé, le lendemain, de retirer la sonde qui causait de la rétention. Les lavages et pansements de la plaie à l'eau oxygénée sont continués. Le 3 mai, un abcès s'ouvre dans la plaie, du côté gauche; il est débridé avec une sonde cannelée qui remonte très haut.

Les jours suivants, l'état local continue à être satisfaisant ; la plaie n'a plus d'odeur, le sphacèle s'est éliminé, et des bourgeons rouge vif se montrent partout; mais l'état général s'aggrave : la température persiste et peu à peu le malade s'affaiblit.

Il tombe finalement dans le coma, et meurt le 8 juin 1900 L'autopsie permet de découvrir un vaste abcès de la cavité de Retzius.

Malgré la terminaison fatale occasionnée par la formation successive d'abcès, il faut remarquer le bon effet de l'eau oxygénée sur la plaie périnéale. Les accidents aigus du début avaient cédé à l'opération et aux lavages à l'eau oxygénée ; c'est une complication tardive qui a emporté ce malade, et qui ne peut être mise sur le compte de cet antiseptique.

Observation VII. — *Abcès urineux.*

Le nommé C..., âgé de 42 ans, entre le 25 mai 1900, salle Velpeau, lit n° 2.

Ce malade est un vieux blennorrhagique et syphilitique, qui depuis sept ans a fait soigner ses rétrécissements. Déjà dilaté une première fois, en 1895, il a subi l'uréthrotomie interne, en 1897 à Marseille. Ne s'étant pas fait régulièrement dilater après, il a dû en subir une seconde à la clinique de Necker en 1898. Après quoi il est venu se faire dilater à intervalles irréguliers, puis il a cessé complètement.

Des crises de rétention sont alors survenues ; le malade les a combattues en se sondant lui-même. Comme il a encore eu une blennorrhagie il y a six mois, il a infecté sa vessie, et ses urines sont purulentes et laissent un abondant dépôt.

Depuis huit jours, il éprouve une douleur de plus en plus vive au niveau du périnée, il ne peut marcher facilement, et est obligé d'interrompre son travail.

L'examen du périnée montre qu'il est tendu, rouge, œdémateux ; on reconnait facilement une collection purulente fluctuante. Celle-ci est ouverte le 27 mai, et lavée à l'eau oxygénée.

Les jours suivants lavages et pansements à l'eau oxygénée, qui procurent au malade une agréable fraicheur. La plaie se déterge rapidement et brusquement.

5 juin. Uréthrotomie interne, suivie d'un lavage à l'eau oxygénée de l'urèthre. Sonde à demeure.

Le 7. La sonde est retirée. Nouveau lavage uréthral à l'eau oxygénée.

Le 12. Dilatation jusqu'au 40 B, encore suivie du même lavage uréthral.

La plaie périnéale est cicatrisée et le malade peut être considéré comme guéri.

Chez ce dernier malade, la cicatrisation de la plaie sous l'action de l'eau oxygénée a été assez rapide, car elle ne donnait plus de pus dès le neuvième jour. Les lavages de l'urèthre à l'eau oxygénée également ont donné un bon résultat en ce sens qu'il n'y a eu aucune complication, aucune élévation de température après l'uréthrotomie ou la dilatation. Ces lavages uréthraux se font comme d'habitude, librement avec la seringue munie du gros embout appliqué sur le méat.

Observation VIII. — *Abcès urinaux.*

Le nommé M. C..., âgé de 38 ans, entre salle Velpeau, lit n° 18, le 28 mai 1900, pour un abcès urineux.

C'est encore un ancien malade du service qui a successivement fait trois abcès urineux, traités dans le service par incision, uréthrotomie interne et dilatation, le premier il y a environ treize ans, le dernier en 1895. A cette dernière intervention une petite fistule périnéale s'était établie, mais guérit facilement par la sonde à demeure ; il avait été ensuite dilaté aux béniqués tranchants, et à sa sortie, le canal admettait un 43 B.

Il revient encore cette fois-ci avec un abcès urineux qui est incisé le jour même. La cavité de l'abcès est lavée à l'eau oxygénée chaque jour, et un pansement humide oxygéné est mis sur le périnée. Le malade trouve agréable ce mode de pansement, et n'éprouve aucune douleur, aucune cuisson. Au bout de quinze jours les pansements ne sont plus faits que tous les deux jours et le 18 juin la plaie est complètement cicatrisée ; il n'a donc fallu que vingt jours pour arriver à ce résultat.

Tels sont les exemples d'infections urinaires que nous avons pu recueillir, où l'emploi de l'eau oxygénée a été pratiqué. Il nous reste à nous demander s'il n'existe pas d'autres affections justiciables du même traitement. En premier lieu il faut citer la blennorrhagie. L'un des premiers auteurs qui se soit occupé de l'eau oxygénée, de Sinéty (1), s'en est servi dans le traitement de la blennorrhagie chez la femme, suivant ses différentes localisations : en lavages et pansements contre la vaginite ; en instillations et pansements contre la métrite ; enfin, contre l'uréthrite il faisait des lavages avec de l'eau oxygénée diluée à 1/3 ou 1/4 « sans se préoccuper de la laisser pénétrer dans la vessie ».

Les résultats ne sont pas très précis ; de Sinéty dit sim-

(1) De Sinéty. *Annales de Gynéc.*, 1882, p. 173.

plement : « Plusieurs de ces malades sont sorties complètement guéries ; d'autres, quoique améliorées, sont encore en traitement. » Ces résultats sont cependant, d'après lui, des plus encourageants, et il souhaite de voir ce mode de traitement appliqué à l'homme.

C'est ce qu'a fait Castan (1), de Béziers. Il a traité par l'eau oxygénée 10 blennorrhagies aiguës, sans succès ; 5 uréthrites à microbes variés avec une guérison complète et une amélioration notable. Ce sont là des résultats vraiment bien médiocres, et peu capables d'entraîner des imitateurs. Aussi comprenons-nous difficilement comment Bouvy (2) propose les badigeonnages d'eau oxygénée contre la blennorrhée vulvo-vaginale des petites filles.

Nous devons ajouter qu'à la Clinique de Necker on conserve toujours les lavages au permanganate de potasse, comme traitement de choix de l'uréthrite blennorrhagique.

Les propriétés hémostatiques de l'eau oxygénée permettraient peut-être de l'employer contre les uréthrorrhagies ; elle a rendu tant de services dans les hémorrhagies nasales et auriculaires que nous voulons poser cette hypothèse. Il est vrai que la sonde à demeure arrête si bien les uréthrorrhagies qu'il n'est point nécessaire de chercher un autre mode de traitement. Peut-être serait-il à essayer dans un cas où il serait difficile de faire pénétrer la sonde, comme lorsqu'une fausse route a été antérieurement créée.

(1) CASTAN. *Association française d'urologie*, 1899.
(2) BOUVY. Thèse de Paris, 1899.

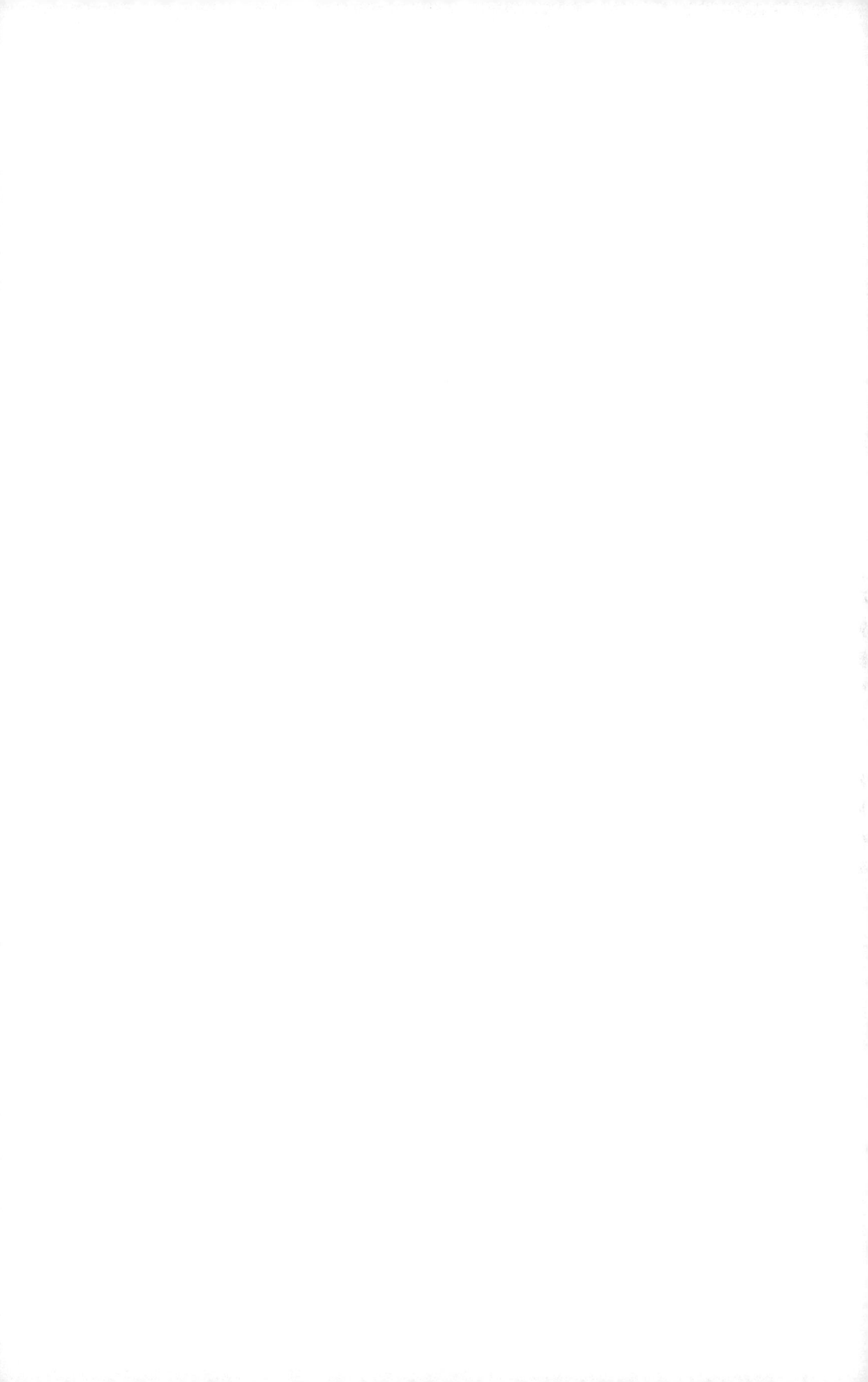

CONCLUSIONS

1° L'emploi de l'eau oxygénée, si répandu en chirurgie générale, est justifié dans les infections urinaires parce que ces infections sont causées dans la majorité des cas par des microbes anaérobies, comme l'a démontré Cottet.

2° Sa valeur antiseptique très réelle est prouvée par des expériences de laboratoire et par de nombreuses observations cliniques. Elle n'est nullement toxique, et c'est encore un avantage chez les urinaires qui souvent présentent des lésions rénales.

Elle n'est pas irritante comme le permanganate de potasse, ni caustique comme le nitrate d'argent ; enfin, son action est bien supérieure à celle de l'eau boriquée.

3° On emploie, à la Clinique de Necker, une eau oxygénée à 10 volumes, neutre, non diluée. Cette eau sert pour le lavage et le pansement des plaies, pour le lavage de l'urèthre, pour les instillations dans la vessie. On peut encore l'injecter dans le tissu cellulaire sous-cutané, à la périphérie des phlegmons.

Elle trouve spécialement ses indications dans les suppurations fétides et gangréneuses, comme l'infiltration d'urine, les abcès urineux, les abcès de la prostate, les abcès périnéphrétiques, les pyonéphroses, etc.

Elle n'a pu donner de succès dans le traitement de la blennorrhagie aiguë, et semble plutôt devoir être recommandée contre la gonorrhée chronique.

INDEX BIBLIOGRAPHIQUE

Albarran et **Banzet**. — Note sur la bactériologie des abcès urineux. *Ann. génit.-urin.*, 1896.

Albarran et **Cottet**. — Note sur le rôle des microbes anaérobies dans les infections urinaires. *Congrès d'urologie*, 1898.

Albarran et **Hallé**. — Note sur une bactérie pyogène et son rôle dans l'infection urinaire. *Bull. de l'Acad. de méd.*, 1888.

Altehöfer. — Desinfection des Wassers durch Wasserstoffsuperoxyd. *Centralb. für Bacteriol.*, juillet 1890.

Baldy. — *Applications de l'eau oxygénée*. Paris, 1883.

Banzet. — *Des suppurations au point de vue de leurs formes et de leurs rapports avec la fièvre*. Thèse Paris, 1896.

Barbolain. — *Étude sur l'eau oxygénée*. Thèse Paris, 1883.

P. Bert et **Regnard**. — Action de l'eau oxygénée sur les matières organiques et les fermentations. *Comptes rendus de l'Acad. des Sc.*, mai 1882.

Bettmann. — *Peroxyde of hydrogen as a medicinal agent*. Chicago, 1885.

Bouvy. — *Considérations bactériologiques, cliniques et thérapeutiques sur la blennorrhée entéro-vaginale des enfants*. Thèse Paris, 1899.

Briend. — *Les vomissements de la grossesse; leur traitement par l'eau oxygénée*. Thèse Paris, 1896.

Camoin. — L'eau oxygénée en chirurgie dentaire. *Sem. médic.*, 1898, annexes, p. 150.

Castan. — L'eau oxygénée et l'acide picrique dans le traitement des uréthrites. *Association française d'urologie*, 1899. In *Presse médicale*, 1899, p. 248.

Chamberland et **Ferhnbach**. — *Annales de l'Institut Pasteur*, 1893, t. VII, p. 441.

Championnière (J.-Lucas). — De l'usage de l'eau oxygénée comme antiseptique. *Bull. de l'Acad. de méd.*, 6 décembre 1898. — Discussion par Charpentier, Ferrand, Guéniot, Bouchardat, Laborde.

Colasante et **Brugnola**. — Action de l'eau oxygénée. *Medicin contempor.*, 1896.

Cottet. — *Recherches bactériologiques sur les suppurations périuréthrales*. Thèse Paris, 1899.

Coyon. — De l'eau oxygénée. Son emploi en thérapeutique. *Presse médic.*, 1899, p. 53.

De Sinéty. — Des diverses localisations de la blennorrhagie chez la femme et de leur traitement par l'eau oxygénée. *Ann. de Gynéc.*, 1882, t. II, p. 173.

Dezanneau. — *De l'emploi en chirurgie et surtout en obstétrique de l'eau oxygénée*. Thèse Paris, 1899.

Dubujadoux. — Phlegmon diffus sous-cutané du membre inférieur. Injections d'eau oxygénée dans le tissu cellulaire. *Bull. et Mém. de la Soc. de Chir.*, 1900, p. 91. — Discussion : Chauvel, Terrier, Championnière, Jalaguier, Albarran, Quénu, Tuffier.

Ferrara. — Observations cliniques sur l'emploi de l'eau oxygénée dans la thérapeutique oculaire. *Gaz. digli osp. et clin.*, sept. 1896.

Gallois et Bonnel. — L'eau oxygénée dans le traitement des vomissements de la grossesse. *Bull. de la Soc. de thérapeutique*. 9 mars 1898.

Gellé. — L'eau oxygénée en oto-rhinologie. Son action hémostatique. *Congrès d'otologie*. Paris, 1896.

Guttmann. — Ueber die physiologische Wirkung des Wasserstoffsuperoxyds. *Virchow's Archiv*, mai 1878.

Guyon et Albarran. — Gangrènes urinaires d'origine microbienne. *Congrès de Chirur.*, 1891.

Knigzett. — Experiments with peroxyde of hydrogen. Communic. to the *British assoc. Meeting*, 1876.

Laborde et Quinquaud. — *Soc. de Biologie*, 1885.

Larrivé. — *L'eau oxygénée ; son emploi en chirurgie*. Thèse de Paris, 1883.

Luton. — L'eau oxygénée dans le traitement du psoriasis. *Sem. médic.*, 1897. Annexes, p. 210.

Nocard et Mollereau. — De l'emploi de l'eau oxygénée comme moyen d'atténuation de certains virus. *Bull. de l'Académie de Méd.*, 2 janvier 1883.

Pane. — Sull' azione antisettica dell' aqua ossigenata et sull' influenza della temperatura nelle desinfezione. *Annali dell' Instit. d'igiene speriment. dell' Univers. di Roma*, t. II, sér. II, 1890.

Péan et Baldy. — Emploi de l'eau oxygénée. *Journ. de thérapeut.*, 1882.

Petit et Bonnet. — *Soc. obstétr. et gynéc.*, 1895.

Pluyette. — Septicémie suraiguë. Traitement par l'eau oxygénée. *Bull. et Mém. de la Soc. de Chirur.* 1900, p. 292. Discussion : Reynier, Quénu, Michaux, Terrier.

Quénu. — Quelques points de technique opératoire pour cancer du rectum. *Bull. et Mém. de la Soc. de Chirur.*, 1899, p. 190.

Regnard. — Sur l'emploi de l'eau oxygénée en médecine. *Soc. de Biologie*, 1883.

Riegel. — Traitement de la diphtérie par le peroxyde d'hydrogène et l'acide iodique. *Sem. méd.*, 1899, p. 408.

Rist. — *Etudes bactériologiques sur les infections d'origine otique.* Thèse Paris. 1898.

Roger. — Traitement du coryza purulent de la scarlatine par les lavages à l'eau oxygénée. *Sem. Médic.*, 1899, p. 124.

Thiriar. — De l'emploi de l'eau oxygénée et de l'oxygene en chirurgie. *Acad. roy. de Méd. de Belgique*, 25 novembre 1899. In *Gaz. hebd.*, 1899, p. 1174.

Touchard. — La maladie de Fauchard et son traitement. *Gaz. des Hôp.*, 1895, p. 1819.

Vacher. — De l'eau oxygénée en thérapeutique oculaire. *Rev. gén. d'ophtalm.* t. XVI, 1897, p. 275.

Veillon et Zuber. — Sur quelques microbes strictement anaérobies, et leur rôle dans la pathologie humaine. *Archiv. de méd. expériment.*, 1898.

IMPRIMERIE A.-G. LEMALE, HAVRE

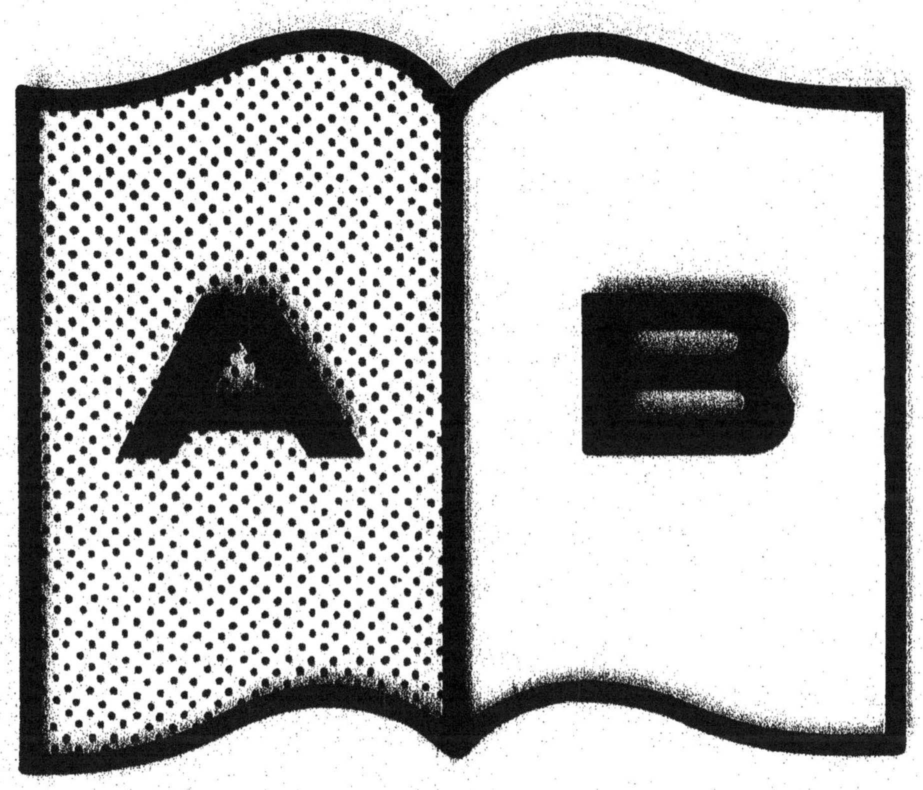

www.ingramcontent.com/pod-product-compliance
Ingram Content Group UK Ltd.
Pitfield, Milton Keynes, MK11 3LW, UK
UKHW020434230726
13925UKWH00004B/1725

9 782013 562799